EXTIRPATION D'UNE TUMEUR

SITUÉE DANS LA RÉGION PÉRINÉALE PROFONDE

OBSERVATION ET REMARQUES

SUR

L'EXTIRPATION D'UNE TUMEUR

SITUÉE

DANS LA RÉGION PÉRINÉALE PROFONDE

PAR

M. R. PHILIPEAUX,

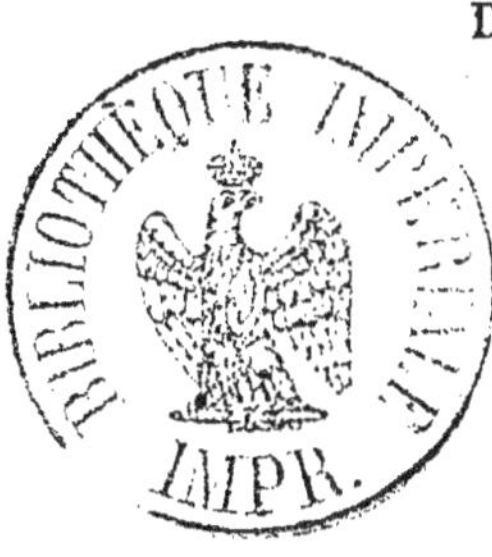

Membre de la Société impériale de médecine de Lyon ,

Lauréat de l'Institut de France, de l'Académie impériale de médecine

de Paris et de la Société des sciences médicales

et naturelles de Bruxelles, etc.

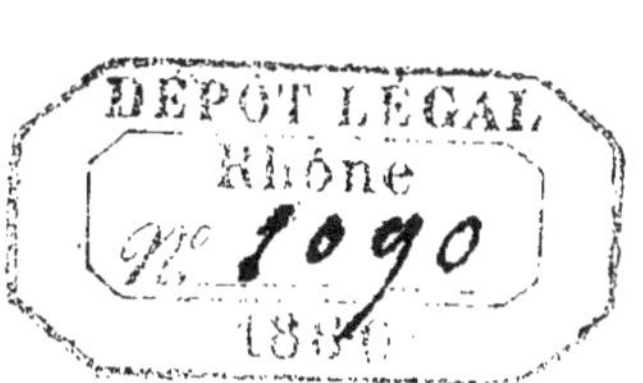

LYON,

IMPRIMERIE D'AIMÉ VINGTRINIER,

Quai Saint-Antoine, 35.

1860.

OBSERVATION ET REMARQUES

SUR

L'EXTIRPATION D'UNE TUMEUR

SITUÉE DANS LA RÉGION PÉRINÉALE PROFONDE.

Les tumeurs fibro-graisseuses de la région périnéale profonde doivent être fort rares, puisque je n'en ai vu relater aucun fait dans les ouvrages que j'ai pu consulter. Boyer, dans son *Traité des maladies chirurgicales*, n'en fait aucune mention; il n'en est pas question non plus dans les dictionnaires en 60 et en 30 volumes, à l'article *périnée*: à plus forte raison ne peut-on en trouver la moindre indication dans les ouvrages élémentaires de Vidal de Cassis, et de Nélaton. Belmas (Mémoire sur la taille suspubienne, page 36) et un auteur anglais, Engliak, cité par M. Velpeau, *Anatomie chirurgicale*, parlent bien de tumeurs graisseuses, sébacées, de kystes, etc. qui, en siégeant dans le tissu cellulaire sous-cutané de la portion anale du périnée, peuvent contre-indiquer la cystotomie périnéale; mais là se bornent leurs observations. D'un autre côté, M. Jarjavay (*Anatomie chirurgicale*, t. II, p. 526) cite M. Velpeau pour avoir extirpé une tumeur fibreuse siégeant dans le tissu graisseux superficiel du périnée; mais quelles qu'aient été les recherches que j'ai pu faire dans les ouvrages de ce dernier auteur, je n'ai pu en retrouver l'observation.

Sous le rapport de sa rareté, le fait qui va suivre méritait donc d'être consigné. Comme il nous enseigne, de plus, combien le diagnostic des tumeurs périnéales profondes peut être parfois difficile et sujet à erreur, il

pourra servir à ceux qui, recueillant de nouvelles observations, voudront un jour faire une monographie détaillée
sur les tumeurs graisseuses de cette région.

*Histoire d'une tumeur cellulo - graisseuse du volume
d'une orange, siégeant dans la région périnéale profonde, comprimant la portion membraneuse du canal
de l'urètre de manière à produire de la difficulté dans
l'émission des urines, et provoquant une très-grande
gêne dans la marche. — Extirpation. — Cautérisation
profonde de la plaie à l'aide du chlorure de zinc. —
Guérison.*

M. G...., négociant, demeure à Lyon, aux Brotteaux ;
il est âgé de 50 ans, et d'une constitution robuste et plé-
thorique. Il est sujet, depuis de longues années, à une
affection rhumatismale qui se porte parfois sur les reins
et sur les autres grandes articulations.

Il y a environ quatre ans, au moment où il se croyait
en grande partie débarrassé de son rhumatisme, il fut
atteint d'une difficulté d'uriner à la suite de laquelle il
s'aperçut que ses urines déposaient une masse de petits
graviers. Mandé près de lui, je reconnus l'existence de la
gravelle, et j'essayai de la combattre d'abord par les
antiphlogistiques, afin d'adoucir l'inflammation, et ensuite
par l'usage des alcalins, tels que le carbonate de soude.
Ce traitement sembla réussir, puisque au bout de quelques
jours, M. G..... rendait ses urines tout à fait claires. Mais
peu de temps après, il me fit appeler pour une rétention
d'urine causée par un gravier qui s'était engagé dans la
région membraneuse du canal. Comme il ne voulut point
se décider à l'extraction de ce calcul à l'aide de la curette
de M. Leroy d'Etiolles, j'appliquai des sangsues au périnée ; je prescrivis des grands bains et des tisanes émol-
lientes. Après quelques heures de souffrances, cette pierre
fut rendue ; elle était du volume d'un gros pois.

Dès que les phénomènes inflammatoires eurent cessé,

je sondai ce malade, dans le but de rechercher, à l'aide d'un lithotriteur, s'il n'existait point de calcul dans la vessie. N'en n'ayant point trouvé, à deux reprises différentes, je lui conseillai, pour pouvoir combattre sa gravelle avec plus de succès, de se rendre aux eaux de Vichy. Sous l'influence de cette médication, la maladie disparut : depuis lors, en effet, ses urines n'ont plus déposé de sédiment.

Au mois de janvier 1859, au moment où il se croyait complètement débarrassé de sa gravelle, il s'aperçut d'une difficulté dans l'émission des urines, et quelque temps après en portant la main au périnée, il sentit et constata au milieu de cette région et dans sa partie profonde l'existence d'une petite tumeur du volume d'une noisette. Elle était très-dure et profondément située. Mon embarras fut assez grand lorsqu'il s'agit d'en déterminer la nature. Me rappelant que cet homme avait eu la gravelle, que déjà un calcul avait séjourné dans l'intérieur de la région membraneuse du canal, je pensai que cette tumeur pouvait être produite par de l'urine qui, s'étant fait jour à travers les parois du canal dilacéré, avait fini par former une poche au-dessous de l'urètre, et produit une tumeur urinaire. Je sondai ce malade avec les sondes de Charles Bell, et arrivé au niveau de la région membraneuse, je constatai une irritation assez forte, puisque le bec de mon instrument ainsi engagé provoquait une vive douleur ; et lorsque je le retirai, l'olive était couverte de muco-pus.

Quoique cette tumeur parût adhérer au canal de l'urètre, puisqu'elle était projetée en bas ou en haut, suivant qu'à l'aide de la sonde introduite dans ce canal, je la dirigeais tantôt dans un sens tantôt dans l'autre, j'hésitai toutefois à me prononcer d'une manière formelle sur l'existence d'une tumeur urinaire, puisque les urines n'étaient point troubles et que ce malade n'accusait, en les rendant, que des phénomènes de compression et non des douleurs.

Devais-je croire à l'existence d'un gravier qui, après avoir perforé le canal, serait venu s'engager dans les graisses de la région périnéale profonde? Cela pouvait être, mais la pression sur cette tumeur aurait dû être douloureuse; ce qui n'était pas; et d'ailleurs le malade aurait sûrement senti de vives douleurs au moment où le calcul se serait frayé une route dans la région périnéale, ce qui n'avait pas eu lieu, puisque M. G... n'avait constaté la présence de sa tumeur qu'en portant la main au périnée quelques mois après avoir ressenti des difficultés dans l'émission des urines.

Avais-je affaire à un squirrhe? M. G... ne portait aucune empreinte de l'affection cancéreuse, ni ne ressentait dans cette tumeur ces élancements qui sont inséparables de l'existence de pareilles lésions.

Je ne pouvais pas davantage m'arrêter à l'idée de l'existence d'une hypertrophie de la prostate, car le toucher rectal me permettait de constater le volume à peu près normal de cette glande.

Fallait-il rappeler la nature de cette tumeur due à un tissu fibro-plastique? Cette dernière explication me parut assez probante pour fixer mon attention d'une manière plus sérieuse que celles que je viens de mentionner.

En présence d'une tumeur qui, par sa situation profonde, ne pouvait pas être complètement circonscrite, et dont le diagnostic me paraissait fort embarrassant, je résolus de rester dans l'expectative, et je prescrivis au malade des frictions résolutives sur le périnée avec de la pommade iodurée, me réservant d'employer ultérieurement un traitement chirurgical, si la tumeur augmentait de volume et produisait sur l'urètre des phénomènes de compression plus prononcés que ceux qui existaient déjà.

Après quelques mois de ce traitement, la tumeur, loin de diminuer, s'était accrue; son développement avait été très-lent; mais enfin, au mois de septembre, il était devenu tel qu'elle se présentait alors sous le volume d'une noix; elle était très-dure et, pour ainsi dire, perdue dans le tissu cellulaire périnéal, dont cette région était abondamment pourvue. La vue n'en constatait pas la présence;

seulement la palpation permettait de la découvrir dans la région périnéale profonde, immédiatement au-dessous de la région bulbeuse de l'urètre.

Comme elle comprimait le canal de manière à produire des difficultés dans l'émission des urines, et que, de plus, elle gênait beaucoup la marche, puisque M. G... ne pouvait faire la moindre course sans éprouver une grande fatigue, je résolus de l'enlever. Je n'eus pas de difficulté à faire accepter l'opération proposée à mon client qui s'y était déjà préparé à l'avance, tant son moral était péniblement affecté par l'existence de cette tumeur, dont il constatait chaque jour le développement, et qui devait à la longue l'empêcher de vaquer à ses affaires et produire inévitablement la rétention d'urine.

Après avoir admis, vu les antécédants de la maladie de M. G..., l'existence d'une tumeur fibro-plastique comprimant le canal de l'urètre, je résolus d'en pratiquer l'ablation, en prenant toutefois les dispositions nécessaires pour les infiltrations d'urine, si, par cas, m'étant trompé de diagnostic, je rencontrais une poche urinaire.

Toutefois, ce ne fut pas sans grandes hésitations que je me décidai à aller extraire une tumeur si profondément placée dans une région où il existe de si nombreux vaisseaux et des organes si importants à ménager, tels que le canal de l'urètre, avec lequel la tumeur paraissait avoir des connexions intimes.

Mes précautions étant bien prises pour empêcher les infiltrations d'urine si j'étais obligé de léser le canal, et dans ce cas m'étant préparé aux cautérisations à l'aide du fer rouge, comme je l'avais souvent vu appliquer par M. Bonnet dans des cas de lésions du canal de l'urètre avec issue de l'urine à travers les plaies du périnée, je pratiquai l'opération suivante en présence de MM. Ferrand, pharmacien, et Philibert Burlet, interne des hôpitaux, qui avaient bien voulu me prêter, à cette occasion, leur utileassistance.

Le 20 septembre 1859, après avoir éthérisé le malade et l'avoir placé comme s'il me fallait pratiquer l'opération de la taille, je fis (fig. 1), sur la ligne médiane du périnée une incision verticale du haut en bas, de 5 centimètres d'étendue. La peau étant sectionnée, je divisai le fascia superficialis, et un tissu graisseux abondant, qui se trouvait situé immédiatement au-dessous, vint faire saillie entre les bords de la solution de continuité : l'ayant incisé et refoulé sur les côtés, je sectionnai, en recommandant aux aides de tenir la plaie béante à l'aide d'érygnes, l'aponévrose superficielle du périnée. Portant alors mon doigt au fond de cette solution de continuité, je sentis la tumeur à sa partie supérieure, et, comme elle se trouvait comprimée par l'aponévrose moyenne, je divisai à son tour cette membrane ; la tumeur ne tarda pas alors à présenter au fond de la plaie son extrémité antérieure ; j'introduisis une sonde dans l'urètre, et en portant son orifice extérieur vers l'hypogastre, je fis saillir par cette manœuvre la tumeur en avant. Après en avoir avec une érygne accroché une portion pour l'attirer au dehors, je reconnus que j'avais affaire, non à une tumeur de tissu fibro-plastique, mais bien de graisse et d'un volume beaucoup plus considérable que je ne le supposais; elle était intimement liée à la paroi inférieure du canal ; et portant mon doigt à la partie inférieure de la plaie, je constatai que se trouvant horizontalement placée au-dessous de ce conduit, sa grosse extrémité allait appuyer sur la partie antérieure de la glande prostate. Comme il m'avait déjà fallu lier deux artères importantes et que des vaisseaux capillaires fournissaient une assez grande quantité de sang, je crus prudent, quand il s'agissait d'extraire une tumeur si profondément placée au milieu d'un lacis veineux aussi considérable, de quitter le bistouri et de le remplacer momentanément par la sonde cannelée et le doigt, afin de déchirer plutôt que de sectionner les tissus fibreux qui la maintenaient solidement dans sa position. A cet effet, tirant la tumeur au dehors avec l'érygne, de la main gauche, je cherchai avec la sonde cannelée, tenue de la main droite, à déchirer les tissus fibreux qui l'entouraient ;

je réussis à la détacher complètement sur ses parties latérales inférieures, et recommandant à un de mes aides d'appuyer fortement la sonde sur l'hypogastre, afin de la pousser davantage en avant, je m'occupai à séparer les adhérences qui l'unissaient intimement, par sa partie supérieure et postérieure, à l'urètre et à la prostate. Prenant alors le bistouri, je sectionnai à petits coups le tissu fibreux qui la faisait adhérer au canal, en prenant la précaution de le faire agir, quand il m'était possible, sur la sonde cannelée, préalablement introduite sous les tissus fibreux à diviser. Après une dissection des plus minutieuses, pendant laquelle je pris le plus grand soin d'éviter la moindre lésion du conduit urinaire, je parvins à l'énucléer complètement, et la tirant au dehors, j'incisai le tissu aponévrotique qui l'unissait à la partie antérieure de la prostate.

La tumeur ayant été enlevée sans avoir intéressé d'artères importantes, je liai de chaque côté de la plaie le tissu graisseux qui y existait et d'où s'écoulait une grande quantité de sang artérioso-veineux. La solution de continuité étant détergée à l'aide d'éponges mouillées d'eau tiède d'abord, puis froide ensuite, je pus constater, en introduisant le doigt indicateur dans son intérieur, qu'elle était extrêmement profonde, puisque j'avais peine à en toucher le fond. Prenant alors de la main gauche la sonde introduite dans le canal de l'urètre, et, par un mouvement de bascule, faisant refouler le canal dans l'intérieur de la solution de continuité, j'acquis la certitude, à l'aide de l'indicateur, que l'urètre n'avait pas été intéressé, et que toute la tumeur avait été parfaitement enlevée. Je procédai alors au pansement de cette plaie profonde. Comme je craignais les accidents de phlébite et de résorption purulente, je me mis en devoir de les prévenir le plus possible. A cet effet, ayant placé du coton au-dessous du conduit urinaire, afin d'empêcher l'action du caustique sur cette partie, j'introduisis dans la plaie une couche de pâte au chlorure de zinc que je me proposai de laisser en place pendant six heures, afin de produire une cautérisation assez destructive pour empêcher les phénomènes graves de se développer. De la charpie fut appliquée sur l'orifice de la plaie, et assujettie par des compresses et un bandage en **T**, et le malade placé dans son lit, dans le décubitus dorsal, les jambes légèrement fléchies et rapprochées l'une de l'autre.

La tumeur enlevée était ovoïde, lisse sur ses parties latérales et sur ses bords. Elle avait 8 centimètres de diamètre antéro-postérieur, 5 centimètres du haut en bas, et 17 de circonférence. L'ayant fendue du haut en bas, je reconnus que j'avais eu affaire à une tumeur cellulo-fibro-graisseuse. Dans certains points on constatait des duretés dues à la présence du tissu celluleux-fibreux condensé, dans les alvéoles duquel il existait de la graisse en grande quantité. L'examen microscopique fait par le docteur Delore, chirurgien en chef désigné de la Charité, a confirmé les données précédentes.

Le soir même de l'opération, vers 5 heures, je me rendis auprès de mon malade. Il n'avait que peu d'accélération dans le pouls et une vive douleur produite par la cautérisation que j'avais exécutée le matin. Il se plaignait aussi d'une légère difficulté dans l'émission des urines, conséquence naturelle de la compression produite par l'application du caustique, des bourdonnets de charpie destinés à protéger le canal, et aussi par l'inflammation qui commençait à se développer, et qui avait déjà produit le gonflement de la partie supérieure du scrotum. J'enlevai alors le caustique ; et comme il s'était fait à la partie supérieure de la plaie une hémorrhagie légère, mais qui pouvait devenir inquiétante, j'appliquai dans cette partie de la solution de continuité des bourdonnets de charpie préalablement imbibés d'une solution de perchlorure de fer.

Le 29 au matin, l'état général était satisfaisant ; le malade n'avait pas de fièvre ; la nuit il avait dormi trois heures, il ne se plaignait que de légères cuissons dans la plaie et durant l'émission des urines. J'enlevai les tampons de charpie imbibés de perchlorure de fer, et la plaie se trouvant complètement brûlée et desséchée, je me contentai d'un pansement simple fait avec de la charpie enduite de cérat. Et comme il témoignait le désir de prendre quelque aliment, je cédai à ses sollicitations, en prescrivant un potage le matin et le soir.

Les jours suivants, l'émission de l'urine devint de plus en plus facile ; la fièvre ne parut pas ; le sommeil ne fut presque pas interrompu, et l'appétit se maintenant, j'augmentai progressivement l'alimentation. Dès le troisième jour de l'opération, je conseillai tous les matins l'administration d'un lavement qui devait remédier à la constipation.

Le 4 octobre, la partie mortifiée commença à être éliminée à son pourtour ; la suppuration se fit jour en abondance, et le douzième jour après l'opération, c'est-à-dire le 10 octobre, l'escarre, se détachant d'une manière complète, laissa voir une plaie profonde, mais couverte de bourgeons charnus de très-bonne nature. Je conseillai alors de panser, matin et soir, la solution de continuité avec des plumasseaux de charpie enduits d'une couche de la pommade suivante :

> Axonge. . . . . 30 grammes.
> Sulfate de zinc . . . . . . 1 gramme.

Le gonflement du scrotum ne tarda pas dès lors à diminuer pour disparaître peu à peu d'une manière complète. Les bords de la plaie devinrent plus souples, moins enflammés ; elle se rétrécit chaque jour de plus en plus. Pour en activer la cicatrisation, je la touchai légèrement, le 20 octobre, avec le crayon de nitrate d'argent ; et la trouvant, à cette époque, réduite à une très-petite étendue, je permis au malade de se lever, enfin le 26 octobre la plaie étant complètement cicatrisée, le malade put vaquer à ses affaires, urinant très-librement, sans douleur et n'éprouvant plus cette difficulté dans la marche dont il se plaignait si fort avant l'opération.

Heureux de se trouver délivré d'une tumeur dont l'accroissement de volume avait fini par le jeter dans un état de tristesse qui l'absorbait totalement, il avait repris sa gaîté habituelle et l'activité qu'il avait en grande partie perdue.

Le fait que je viens de rapporter dans tous ses détails, mérite, ce me semble, de fixer l'attention. Il s'agissait d'une tumeur graisseuse du volume d'une orange, profondément placée dans le périnée et que j'ai été assez heureux d'extirper avec succès, malgré des conditions de siége si défavorables.

Comme on l'a vu, ce lipôme, dont l'accroissement successif aurait fini par entraîner de très-graves accidents si l'on n'en eût pas pratiqué l'ablation, a pu passer pour ainsi dire inaperçu à son début. Bridée qu'elle était par les aponévroses du périnée, cette tumeur n'a pu être constatée dans cette région que lorsqu'elle avait déjà acquis un volume considérable. Elle s'est développée, avant de se montrer à l'extérieur dans la région périnéale profonde ; et son développement a été marqué par une grande gêne dans la marche, par des phénomènes de compression, de plus en plus forts, du canal de l'urètre, de manière à produire de la difficulté dans l'émission des urines.

Cet accroissement de la tumeur, inaccessible alors de son début à nos moyens ordinaires d'investigation, doit être signalé à ceux qui pouvant se trouver, comme moi, en face d'une pareille lésion, croiraient n'avoir à faire qu'à une tumeur d'un tout petit volume, tandis que lors de son ablation, ils en rencontreraient une dont le volume excessif et la situation rendraient son extirpation très-difficile, peut-être même dangereuse.

Pour moi, je m'étais décidé à une semblable opération, bien convaincu qu'il ne s'agissait que d'une petite tumeur ; et sûrement, si j'eusse pu prévoir à l'avance son volume, sa situation et ses connexions si intimes avec le canal de l'urètre, j'aurais, certes, plus hésité à entreprendre une semblable extirpation. Me trouvant, en effet, en face d'une tumeur dont je n'avais pu que constater l'extrémité antérieure, il m'a fallu un soin minutieux pour en pratiquer l'ablation sans intéresser le canal dans une région si profondément située, chez un homme si abondamment pourvu de tissu cellulaire.

Si, par sa nature, j'ai pu avec assez de facilité l'énucléer, à combien de péripéties n'aurais-je pas été exposé si j'eusse eu affaire à une tumeur fibreuse enveloppant complètement le canal de l'urètre, faisant corps avec lui, et envoyant des prolongements dans l'intérieur de la cavité pelvienne? Il m'aurait fallu peut-être alors abandonner mon opération après l'avoir commencée, ou bien intéresser des organes dont la section aurait été infailliblement suivie d'accidents très-graves, peut-être même mortels.

Dans le cas qui nous occupe, l'introduction d'une sonde métallique dans le canal de l'urètre m'a puissamment aidé et m'a parfaitement servi de guide dans la dissection de cette tumeur. Grâce à elle, j'ai pu, par un mouvement de bascule, faire saillir la tumeur en avant pour pouvoir l'énucléer dès lors avec assez de facilité. La sonde, ainsi introduite, m'a servi aussi de point de repaire pour constater la situation du canal de l'urètre lorsque j'ai été obligé de diviser les tissus fibreux qui la faisaient adhérer à la partie inférieure de ce conduit.

Comme dans toutes les extirpations de tumeurs voisines de vaisseaux importants, j'ai fait principalement usage de la sonde cannelée pour déchirer les tissus, et je n'ai fait agir le bistouri que lorsque j'avais acquis la conviction que l'urètre ne pouvait pas être alors intéressé.

Revenons au diagnostic de cette tumeur. On a vu que si, primitivement, j'avais cru d'après les antécédents d'une maladie préexistante (telle que la gravelle et, comme conséquence, un gravier ayant séjourné dans la portion membraneuse de l'urètre) à l'existence d'une tumeur urinaire ou à la présence d'un calcul tombé dans le tissu cellulaire périnéal, j'avais, en dernier lieu, diagnostiqué une tumeur très-dure uniquement formée par du tissu fibreux. Son extirpation m'a prouvé, au contraire, qu'il s'agissait d'un amas de graisse présentant çà et là des noyaux fibreux. Comprimé de toutes parts par des tissus aponévrotiques très-résistants , ce lipôme avait acquis une dureté telle , qu'induit en erreur par cette dernière circonstance, j'avais cru à l'existence d'une tumeur plus dure et de moindre volume que celle que j'avais diagnostiquée, de sorte qu'on risquerait donc de se tromper si, de la dureté des tumeurs périnéales, on concluait toujours à leur nature fibreuse.

L'ablation de cette tumeur ayant donné lieu à une plaie profonde située dans une région si abondamment pourvue de vaisseaux artériels et veineux, je pouvais craindre que la phlébite et ultérieurement l'infection purulente ne vinssent entraver le résultat heureux que j'espérais de mon opération. Pour conjurer ces accidents redoutables, j'ai cautérisé cette vaste solution de continuité avec de la pâte au chlorure de zinc, avec la précaution de ne pas faire agir le caustique sur le canal de l'urètre ; et on a pu constater une fois de plus l'efficacité de cette méthode de traitement. L'état du malade a toujours été le plus satisfaisant possible, puisqu'il n'y a eu ni fièvre, ni ces malaises qui accompagnent en général les plaies par instrument tranchant. Dès le troisième jour de l'opération, il a pu prendre des aliments substantiels et continuer, les jours suivants, cette alimentation sans en être en aucune manière indisposé.

En ce qui concerne la plaie , la cautérisation y a bien produit une douleur vive dès les premiers jours ; mais elle est allée successivement en s'affaiblissant ; et lorsque, au douzième jour, l'escharre est tombée, elle a mis à nu une plaie profonde , il est vrai, mais couverte de bourgeons charnus de bonne nature et dont la cicatrisation , promptement accomplie, n'a produit aucun accident.